BEI GRIN MACHT SICH IHR
WISSEN BEZAHLT

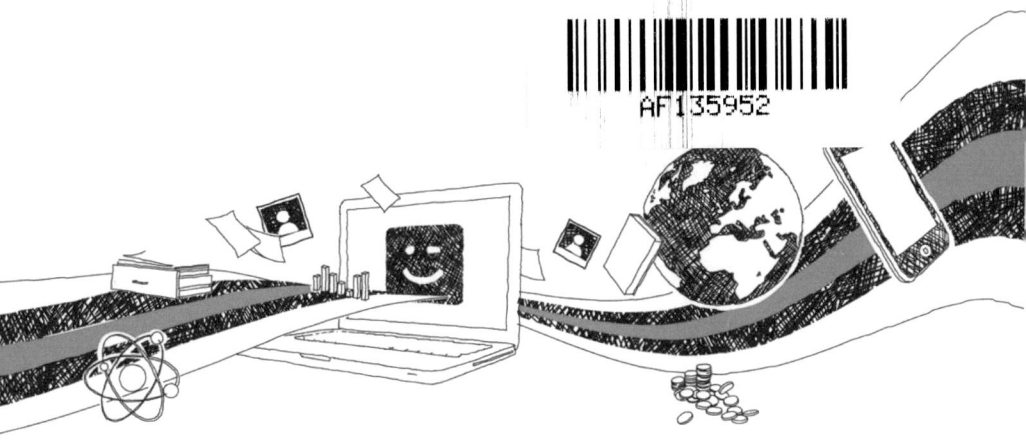

AF135952

- Wir veröffentlichen Ihre Hausarbeit,
  Bachelor- und Masterarbeit

- Ihr eigenes eBook und Buch -
  weltweit in allen wichtigen Shops

- Verdienen Sie an jedem Verkauf

Jetzt bei www.GRIN.com hochladen und kostenlos publizieren

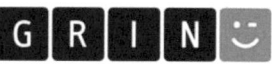

Das Versorgungsmanagement im deutschen Gesundheitswesen. Leistungs-, Finanz- und Kundenmanagement

Florian Schaeffler

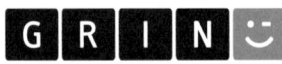

Bibliografische Information der Deutschen Nationalbibliothek:

Die Deutsche Nationalbibliothek verzeichnet diese Publikation in der Deutschen Nationalbibliografie; detaillierte bibliografische Daten sind im Internet über http://dnb.d-nb.de abrufbar.

ISBN: 9783346875563
Dieses Buch ist auch als E-Book erhältlich.

Druck und Bindung: Books on Demand GmbH, Norderstedt Germany
Gedruckt auf säurefreiem Papier aus verantwortungsvollen Quellen

Das vorliegende Werk wurde sorgfältig erarbeitet. Dennoch übernehmen Autoren und Verlag für die Richtigkeit von Angaben, Hinweisen, Links und Ratschlägen sowie eventuelle Druckfehler keine Haftung.

Das Buch bei GRIN: https://www.grin.com/document/1357834

Inhaltsverzeichnis

1 Einführung Versorgungsmanagement

Das Versorgungsmanagement ist im deutschen Gesundheitswesen von enormer Bedeutung. Je nach Blickwinkel variiert die Bedeutung des Begriffs Versorgungsmanagement stark, weshalb es keine einheitliche Definition gibt. Der gemeinsame Nenner der meisten Definitionen findet sich in der Zielausrichtung des Versorgungsmanagement im deutschen Gesundheitswesen. Im Folgenden werden die übergeordneten Ziele, die das Versorgungsmanagement im deutschen Gesundheitswesen verfolgt, erläutert.

1.1 Ziele des Versorgungsmanagement in Deutschland

Die übergeordneten Ziele des Versorgungsmanagement liegen in der Reduzierung der Kosten, in der Verbesserung der Versorgung, in der Optimierung des Managements und in der Erhöhung der Versorgungsleistung um die Grenzen einzelner Medizinischen Disziplinen leichter zu überwinden (vgl. Weatherly & Knetsch, 2016, S. 11). Die Kostensenkung und die Qualitätsverbesserung werden von allen Interessensgruppen im Gesundheitswesen beansprucht. Aus der Perspektive der Krankenversicherungen verfolgt das Versorgungsmanagement die übergeordneten Ziele der Verbesserung der Patientenversorgung und des Behandlungsergebnisses, die Verbesserung der Lebensqualität und Minderung der Krankheitslast, die Behebung von Schnittstellenproblemen und die Reduktion von Kosten (vgl. Wagner, 2017, S. 1035).

1.2 Relevante Entwicklungen im deutschen Gesundheitssystem

Im Folgenden werden relevante Entwicklungen, die für eine nachhaltige Gesundheitsversorgung in Deutschland von Bedeutung sind genannt und beschrieben. Die Strukturen der Gesundheitsversorgung in Deutschland haben sich historisch entwickelt und sie lassen sich über mehrere Jahrhunderte widerspiegeln (vgl. Simon, 2017, S. 15 – 45). Die Wurzeln zentraler Institutionen im deutschen Gesundheitswesen befinden sich im 19. Jahrhundert. Kirchliche Hospitäler bildeten im Mittelalter die grundlegenden Institutionen der Gesundheitsversorgung. Ebenfalls befanden sich im Mittelalter die ersten Strukturen einer Krankenversicherung mit einer Anbindung an das Arbeitsverhältnis, Versicherungspflicht, Beitragsfinanzierung, Solidarausgleich,

Familienversicherung und einer Selbstverwaltung. Mit der Industrialisierung im 19. Jahrhundert wurde die Gesundheit und die medizinische Versorgung zwei wichtige politische Themen der Bevölkerung und der Staat übernahm immer mehr Aufgaben der Organisation, Finanzierung und Steuerung in der Gesundheitsversorgung. Die Einführung der gesetzlichen Krankenversicherung (GKV) durch die Bismarck'sche Sozialgesetzgebung im Jahr 1883 prägte die Entwicklung des Gesundheitssystems maßgeblich. Durch die Einführung einer Sozialversicherung war es vielen in der deutschen Bevölkerung ermöglicht, einen Zugang zu medizinischer und einer pflegerischer Versorgung zu erhalten. Dies ist auch heute noch einer der wichtigsten Aspekte des deutschen Gesundheitssystems. 1911 wurde die Versicherungspflicht durch die Reichsversicherungsordnung (RVO) ausgeweitet, sodass bereits ein Viertel der Bevölkerung in einer Krankenkasse versichert war. Im Jahr 1931 wurden die Kassenärztliche Vereinigungen auf Landesebene eingeführt, wobei die Interessen der Ärzte vertreten wurden. 1956 wurden Rentner vollwertige Mitglieder der jeweiligen Krankenkassen. All diese relevanten Entwicklungen wurden über die Jahre angepasst und ergänzt und sind bis heute im deutschen Gesundheitssystem verankert.

2   Leistungsmanagement und Finanzmanagement

Krankenkassen haben seit der Einführung des § 11 Abs. 6 SGB V die Möglichkeit, ihren Versicherten individuelle Angebote zur Gesundheitsprophylaxe und zu medizinischen Therapien zu machen um sich dadurch stärker im Wettbewerb zu profilieren.

2.1 Angebot von Satzungsleistungen

Das erste Argument für Satzungsleistungen ist die Attraktivität der Krankenkassen für die Bevölkerung. Ein attraktives Angebot von Satzungsleistungen ist ein wichtiger Faktor für die Entscheidung der Wahl einer gesetzlichen Krankenkasse. Gegen die Satzungsleistungen spricht, den Zusatzbeitrag möglichst niedrig im Sinne eines Preiswettbewerbs anbieten zu können. Ein weiterer Vorteil liegt in der Erhöhung der Qualität der medizinischen Versorgung durch Satzungsleistungen, da dadurch Versorgungslücken geschlossen werden und den Versicherten ein Zugang zu neuen und innovativen Versorgungsangeboten ermöglicht wird. Ein weiterer Nachteil ist, dass sich die Krankenkassen aus Wettbewerbsgründen für ein Angebot von Satzungsleistungen entscheiden, obwohl sie diesen kritisch gegenüber stehen.

2.2 Finanzierung von Satzungsleistungen

Die gesetzlichen Krankenkassen bieten Regelleistungen, sowie Satzungsleistungen an. Bei den Regelleistungen werden die Kosten von der gesetzlichen Krankenkasse übernommen. Diese werden im Leistungskatalog der gesetzlichen Krankenkassen im SGB V festgehalten. Die Satzungsleistungen sind nicht im Leistungskatalog enthalten und erfordern eine Zuzahlung der Versicherten. Diese Leistungen sind also freiwillig, wobei die Regelleistungen Pflicht sind. Regelleistungen sind beitragsfinanziert und werden nach dem versicherungspflichtigen Beschäftigungsverhältnis bemessen. Daraus resultiert ein Beitragssatz, welcher zwischen dem Arbeitgeber und Arbeitnehmer aufgeteilt wird. Gegensätzlich dazu werden die Satzleistungen als eine Art Mehrleistung über Zusatzbeiträge auf Grundlage der Krankenkassen finanziert.

2.3 Zusatzbeitrag als Wettbewerbsinstrument

Bis zum Reformwechsel des Zusatzbeitrags am 01.01.2019 hat der Arbeitnehmer die Kosten von Zusatzbeiträgen der Krankenkassen alleine bezahlt. Seit dem 01.01.2019 wird der von den Krankenkassen erhobene Zusatzbeitrag je hälftig von Arbeitnehmer und Arbeitgeber getragen. Im Laufe der Zeit sind die Ausgaben der Krankenkassen in die Höhe gestiegen. Dies führte zu einem erhöhten Zusatzbeitrag einiger Krankenkassen. Diese Erhöhung ist durch die steigenden Ausgaben notwendig, um die Kosten zu decken. Einige Krankenkassen nutzten die Erhöhung des Zusatzbeitrags als Wettbewerbsinstrument und haben ihr Angebot im Bereich Sport, Impfung und alternative Heilmethoden ausgebaut. In der COVID-19 Pandemie nutzten die Krankenkassen den erhöhten Zusatzbeitrag für relevante Themen aus, um einen Wettbewerbsvorteil zu erlangen und sich vom Markt abzuheben (vgl. Rieder, J., 2022).

2.4 Der Morbi-RSA

Der Morbi-RSA gleicht Risikounterschiede zwischen den Krankenkassen aus und schafft damit faire Wettbewerbsbedingungen. Er dient somit dem Ausgleich ungleicher Versichertenstrukturen innerhalb einer Krankenkasse. Er dient auch als Verteilungstool der Gelder aus dem Gesundheitsfond für die gesetzlichen Krankenkassen. Die Gelder aus dem Gesundheitsfond verteilen sich nach den Merkmalen der Versicherten wie Alter, Geschlecht und die Höhe des Versorgungsaufwandes von Versicherten mit chronischen Erkrankungen. Die Krankenkassen die Versicherte mit einer oder mehreren von 50 bis 80 ausgewählten Krankheiten haben, bekommen mehr Geld als Versicherte die keine dieser Krankheiten haben. Wenn eine Krankenkasse nicht mit den Geldern nach dem Morbi-RSA auskommt, muss diese zwangsläufig Zusatzbeiträge zu Kosten der Versicherten einführen. Diese Tatsache ist der größte Kritikpunkt des Morbi-RSA. Diese Kosten müssen die Arbeitnehmer und Arbeitgeber tragen obwohl sie vielleicht einen gesunden Lebensstil führen und kaum Leistungen der Krankenkassen in Anspruch nehmen. Dies kann zu einer Kündigung und zu einem Wechsel der Krankenkasse führen. Eine Lösung für diese Problemstellung wäre eine Ausweitung der bisherigen 80 Erkrankungen, um ein höheres Gleichgewicht der Versicherungsnehmer für die Krankenkassen zu bilden.

3 Kundenmanagement

Im Folgenden wird ein Überblick über die verschiedenen Wahltarife in Bezug zu den jeweiligen Zielgruppen dargestellt und auf die Vorteile sowie Nachteile für die Versicherten eingegangen. Anschließend werden die Ziele der Krankenkassen mit dem Angebot der Wahltarife und deren möglichen Risiken erläutert.

3.1 Maßnahme „Wahltarife"

Tab. 1: Wahltarife und deren Zielgruppen (Eigene Darstellung)

Wahltarife	Erläuterung mit Vor-/Nachteile	Zielgruppe
Selbstbehalttarif	Wenn Versicherte keine Leistungen im Kalenderjahr in Anspruch nehmen, erhalten diese einen Grundbonus zuzüglich Prämie. Vorteil: Wenn ein Versicherter Gesund ist und bleibt kann dieser jährlich eine Prämie in Höhe von bis zu 500€ erhalten. Nachteil: - Sollten Behandlungskosten auf den Versicherten zukommen, müssen diese eventuell selber getragen werden (finanzielles Risiko).	Gesunde Menschen die keine bis wenig Medikamente benötigen und selten bis keine Leistungen/Behandlungen in Anspruch nehmen.

	- Der Tarif muss für einen festgelegten Zeitraum genutzt werden	
Beitragsrückerstattungstarif	Beim Beitragsrückerstattungstarif werden Prämien ausgezahlt, wenn der Versicherer und deren versicherten Angehörigen nur Vorsorgeuntersuchungen in einem Kalenderjahr in Anspruch nehmen und sonst keine anderen Leistungen. Vorteil: Kein finanzielles Risiko, da die Krankenkassen die Kosten für eine Behandlung auch zahlen würde, nur die Prämie würde entfallen. Nachteil: Durch den Wunsch die Prämie zu erhalten, nehmen Versicherte notwendige Behandlungen nicht in Anspruch und deren Gesundheitszustand könnte sich verschlechtern.	Die Zielgruppe dieses Wahltarifs sind gesunde Versicherungsnehmer, die jung und gesundheitsbewusst sind und selten bis keine Behandlungen nutzen. Singles die keinen Mitversicherten haben, profitieren ebenfalls von diesem Tarif.
Kostenerstattungstarif	Die Versicherungsnehmer nehmen die Leistungen in Anspruch und zahlt die Rechnung zunächst selber. Danach kann er die Rechnung bei der Krankenkasse einreichen. Vorteil: Der Versicherte kann Leistungen, die über die Regelleistungen hinaus gehen in Anspruch nehmen und der jeweilige Arzt kann ohne Einschränkungen die passende Behandlung verschreiben. Nachteil: Durch die Verordnung von teuren Medikamenten und Behandlungsformen, können die Kosten für eine Behandlung höher ausfallen.	Die Zielgruppe sind Versicherte, die ähnliche Vorteile wie Privatpatienten haben möchten und ein Interesse an ein umfangreiches Angebot haben.
Tarife für besondere Arzneimitteltherapien	Hier werden die Kosten für Arzneimittel durch Prämien erstattet. Vorteil: Die Versicherten können die Kosten für Arzneimittel erstattet bekommen, welche normalerweise selbst bezahlt	Die Zielgruppe sind Versicherte, die großes Interesse an besonderen Therapierichtungen haben und homöopathische und anthroposophische Arzneimittel einnehmen wollen.

werden müssten.

Nachteil: Es dürfen nicht alle
Leistungserbringer alle
Arzneimittel verschreiben,
zum Beispiel für besondere
Therapierichtungen.

3.2 Ziele der Wahltarife und deren Risiken

Die Wahltarife dienen den Krankenkassen primär als Marketinginstrument. Die
Krankenkassen können ihr Angebot an Leistungen steuern, die Kunden durch längere
Laufzeiten langfristig binden und deren Attraktivität für die Versicherten gegen andere
Krankenkassen steigern. Das zweite primäre Ziel ist die Kostensenkung, durch eine
interne gezielte Steuerung (vgl. Weber, 2007). Ein erstes Risiko bei den Wahltarifen ist
die Inanspruchnahme der Kunden. Wenn Kunden die Wahltarife nicht buchen, kommt es
zu erhöhten Leistungsausgaben der Krankenkassen die sich nicht rentieren und im
schlimmsten Fall drohen hohe Verluste. Ein weiteres finanzielles Risiko liegt in der
Kalkulation der Krankenkassen. Die Krankenkassen müssen eine plausible
Kostenkalkulation den Behörden liefern, sonst können die Genehmigungen für die
Wahltarife von den Behörden entzogen werden.

4 Innovative Versorgungsformen

4.1 Erläuterung innovative Versorgungsformen

Innovative Versorgungsformen ist ein Überbegriff für verschiedene Kooperationsformen
in der Gesundheitsversorgung. Im Kern verfolgen all diese Formen das Ziel,
unterschiedliche Schritte der Leistungserbringung im Gesundheitswesen zu
implementieren und dadurch einen Abbau von Über-, Unter- und Fehlversorgung
erzielen (vgl. Amelung et al., 2011, S. 142 – 143). Innovative Versorgungsformen bieten
den Krankenkassen die Möglichkeit, ihre Angebotsstrukturen der
Gesundheitsversorgung zu verändern. Sie können somit, abweichend von den
kollektivvertraglichen Regelversorgungen, eine spezifische Gesundheitsversorgung
anbieten. Zwischen Kollektivverträgen in der Regelversorgung und den
Selektivverträgen bei den innovativen Versorgungsformen gibt es Unterschiede. Bei der

Regelversorgung gibt es einen Vertrag zwischen einzelnen Leistungserbringer und einer kassenärztlichen Vereinigung, diese dann wiederum mit den Krankenkassen kontrahiert. Bei den selektivvertraglichen Regelungen besitzen Krankenkassen direkt einen Vertrag mit den Leistungserbringern. Die kassenärztlichen Vereinigungen werden somit Umgangen. Das übergeordnete Ziel ist dabei die Steuerung der Qualität und der Kosten (vgl. Braun, Güssow, Schumann & Heßbrügge, 2009, S. 3).

4.2 Kollektiv- vs. Selektivverträgen

Im Folgenden werden die Vor- und Nachteile von Selektiv- und Kollektivverträgen dargestellt um diese kritisch zu diskutieren. Hierbei werden drei Sichtweisen dargestellt: die Ärztesicht, die Sich der Versicherten und die Krankenkassensicht.

Tab. 2: Vor- und Nachteile von Kollektivvertägen aus drei Sichtweisen (Eigene Darstellung)

Kollektivverträgen	Vorteile	Nachteile
Ärztesicht	Die Abrechnung wird durch die gleichen Verträge für alle gesetzlichen Krankenkassen vereinfacht. Hinzu kommt, dass die Verträge mit den kassenärztlichen Vereinigungen geschlossen werden.	Durch die gleichen Verträge, können diese nicht individuell angepasst werden.
Sicht der Versicherten	Bieten den Versicherten eine einheitliche, medizinsche Versorgung.	Keine Differenzierung von lokalen und regionalen medizinischen Leistungen.
Krankenkassensicht	Die Krankenkassen besitzen einen festen Vertragspartner und nicht viele einzelne.	Bei Verhandlungen kann es zu Schwierigkeiten kommen.

Die Darstellung zeigt, dass die Versicherten von den Kollektivverträgen am meisten profitieren. Sie profitieren von einer landesweiten, einheitliche medizinische Versorgung.

Tab. 3: Vor- und Nachteile von Selektivverträgen aus drei Sichtweisen (Eigene Darstellung)

Selektivverträge	Vorteile	Nachteile
Ärztesicht	Die Ärzte besitzen eine größere Wahlmöglichkeit zwischen den verschiedenen Vertragsangeboten mit den Krankenkassen.	Die Verhandlungsmacht liegt auf der Seite der Krankenkassen, dadurch das die Verhandlungen individuell geführt werden.
Sicht der Versicherten	Die Versicherten besitzen eine größere Wahlmöglichkeit	Die Versicherten können durch die große

	zwischen den verschiedenen Krankenkassenangeboten.	Wahlmöglichkeiten den Überblick verlieren und nicht den richtigen Vertrag für sie persönlich abschließen.
Krankenkassensicht	Freie Wahl der Krankenkassen der potenziellen Leistungserbringer. Somit können die Krankenkassen flexibel auf regionale Versorgungsengpässe reagieren. Hinzu kommt, dass die Krankenkassen einen höheren Gestaltungsspielraum und eine höhere Verhandlungsmacht besitzen.	Bekommen mehr Aufgaben im Bereich der Qualitätskontrolle und der Bedarfsplanung. Dies könnte problematisch für kleinere Krankenkassen werden.

Bei den Selektivverträgen sind die Vorteile vermehrt auf Seiten der Krankenkassen und der Versicherten, da beide eine flexible Wahl- und Reaktionsmöglichkeit besitzen. Die Gegenüberstellung der Kollektiv- und Selektivverträgen hat gezeigt, dass sich keine klare Überlegenheit aus einer der drei Sichtweisen ergibt. Jede Versorgungsform hat unterschiedliche Vor- und Nachteile für die verschiedenen Blickwinkel, weshalb eine Wahl individuell getroffen werden muss.

4.3 Hausarztzentrierte Versorgung

Die gesetzlichen Krankenkassen sind dazu verpflichtet, ihren Versicherten eine hausarztzentrierte Versorgung anzubieten. Im Folgenden wird erläutert, inwiefern das Angebot einer hausarztzentrierten Versorgung das Finanzmanagement von Krankenkassen beeinflusst. Der Vorteil für die Versicherten ist, dass sie bei einer hausarztzentrierten Versorgung Vergünstigungen wie Prämien oder Ermäßigungen bei Zuzahlungen erhalten. Die Versicherten suchen zunächst ihren Hausarzt bei Erkrankungen auf und dieser leitet die Versicherten dann per Überweisungsschein an die jeweiligen Fachmediziner weiter. Es werden dadurch überflüssige Untersuchungen vermieden und Kosten werden eingespart. Patienten mit einem Hausarztvertrag können besser versorgt werden und kosten dabei weniger. Durch die geringeren Kosten und die höhere wirtschaftliche Entlastung, zum Beispiel bei vermiedenen Krankenhausausgaben und Einsparungen in der Arzneimitteltherapie, kann es langfristig zu einem positiven Effekt auf das Finanzmanagement von Krankenkassen kommen.

5 Modellierung und Entscheidungsfindung

5.1 Ausgangssituation nach dem Standard-Gamble-Verfahren

Im Folgenden wird eine ökonomische Evaluation für ein neues Therapieverfahren zur Behandlung von Katzenallergien bei erwachsenen Personen dargestellt. Um einen guten Überblick über das Kosten-Nutzen-Verhältnis des neuen Verfahrens zu bekommen, wird eine Modellierung nach dem Standard-Gamble-Verfahren angefertigt.

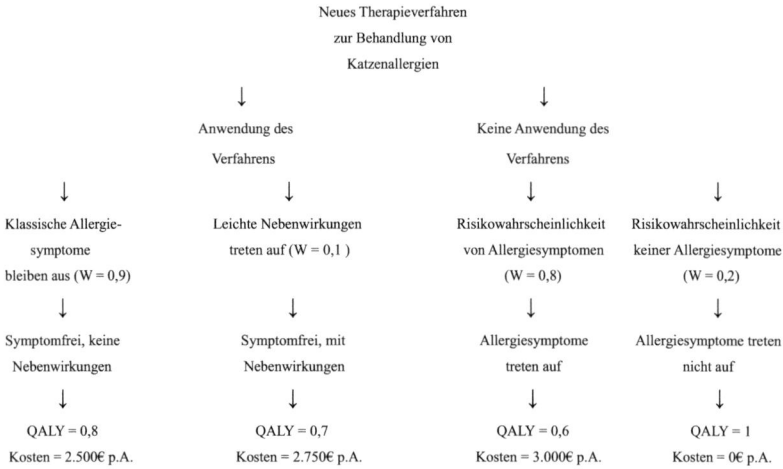

Abb. 1: Ausgangssituation nach dem Standard-Gamble-Verfahren (Eigene Darstellung)

Die wichtigsten Werte aus der Abbildung 1 werden darauffolgend in der Tabelle 4 dargestellt. Anschließend wird die EW QALY und die EW Kosten der einzelnen Entscheidungswege berechnet. In der Tabelle werden die Anwendungen und die Nicht-Anwendungen des Therapieverfahrens differenziert.

Tab. 4: Ergebnisdokumentation der Ausgangssituation (Eigene Darstellung)

Anwendung der Therapie	W	QALY	EW QALY	Kosten	EW Kosten
Entscheidungsarm 1	0,9	0,8	0,72	2.500,00 €	2.250,00 €
Entscheidungsarm 2	0,1	0,7	0,07	2.750,00 €	275,00 €
Ergebnis			0,79		2.525,00 €
Nicht-Anwendung	W	QALY	EW QALY	Kosten	EW Kosten

der Therapie					
Entscheidungsarm 1	0,8	0,6	0,48	3.000,00 €	2.400,00 €
Entscheidungsarm 2	0,2	1	0,2	0,00 €	0,00 €
Ergebnis			0,68		2.400,00 €

Auf Grundlage dieses Modells werden in Punkt 5.2 die durchschnittlichen Kosten-Nutzwert-Relationen berechnet und anschließend bewertet, ob das neue Therapieverfahren zur Behandlung von Katzenallergien kosteneffektiv ist.

5.2 Kosten-Nutzwert-Relationen

In der nachfolgenden Tabelle wird das Ergebnis der durchschnittlichen Kosten-Nutzwert-Relationen dargestellt und bewertet.

Tab. 5: Kosten-Nutzwert-Relationen (Eigene Darstellung)

Kosten-Nutzwert-Relationen	EWK	EWQ	Ergebnis
Anwednung der Therapie	2.525,00 €	0,79	3.196,20€ / Q
Nicht-Anwendung der Therapie	2.400,00 €	0,68	3.529,41€ / Q

Mit der Anwendung der Therapie beträgt die Kosten-Nutzwert-Relation 3.196,20€ / Q und bei der Nicht-Anwendung der Therapie 3.529,41€ / Q. Das neue Therapieverfahren zur Behandlung von Katzenallergien ist somit nach der Kosten-Nutzwert-Relation als kosteneffektiv zu bewerten.

6   Literaturverzeichnis

Amelung, V. E., Eble, S. & Hildebrandt, H. (Hrsg.). (2011). *Innovatives Versorgungsmanagement. Neue Versorgungsformen auf dem Prüfstand* (Schriftenreihe des Bundesverbandes Managed Care, Bd. 5, 1. Aufl.). Berlin: MWV Medizinisch Wissenschaftliche Verlagsgesellschaft.

Braun, G., Güssow, J., Schumann, A. & Heßbrügge, G. (Hrsg.). (2009). *Innovative Versorgungsformen im Gesundheitswesen. Konzepte und Praxisbeispiele erfolgreicher Finanzierung und Vergütung*: Deutscher Ärzte-Verlag. Zugriff am 10.12.2022.

Rieder, J. (2022) *Krankenkassenvergleich. So findest Du die passende Krankenkasse.* Zugriff am 08.12.2022. Verfügbar unter https://www.finanztip.de/gkv/

Simon, M. (2017). *Das Gesundheitssystem in Deutschland. Eine Einführung in Struktur und Funktionsweise* (6., vollständig aktualisierte und überarbeitete Auflage). Bern: Hogrefe.

Wagner, F. (2017). *Gabler Versicherungslexikon.* Wiesbaden: Springer Fachmedien Wiesbaden.

Weatherly, J. N. & Knetsch, M. (2016). *Definitionen im Versorgungsmanagement.* In J. N. Weatherly (Hrsg.), *Versorgungsmanagement in der Praxis des Deutschen Gesundheitswesens. Konkrete Projekte, Theoretische Aufarbeitung* (Gesundheit. Politik - Gesellschaft - Wirtschaft, S. 11–17). Wiesbaden: Springer Fachmedien Wiesbaden. https://doi.org/10.1007/978-3-658-11731-3_3

Weber, G. W. (2007). *Kundenbindung durch Wahltarife – Neue Möglichkeiten im Krankenkassen-Marketing.* Zugriff am 09.12.2022. Verfügbar unter https://www.nomos-elibrary.de/10.5771/1611-5821-2007-7-8-54.pdf?download_full_pdf=1

7 Abbildungs- und Tabellenverzeichnis

7.1 Abbildungsverzeichnis

7.2 Tabellenverzeichnis

BEI GRIN MACHT SICH IHR WISSEN BEZAHLT

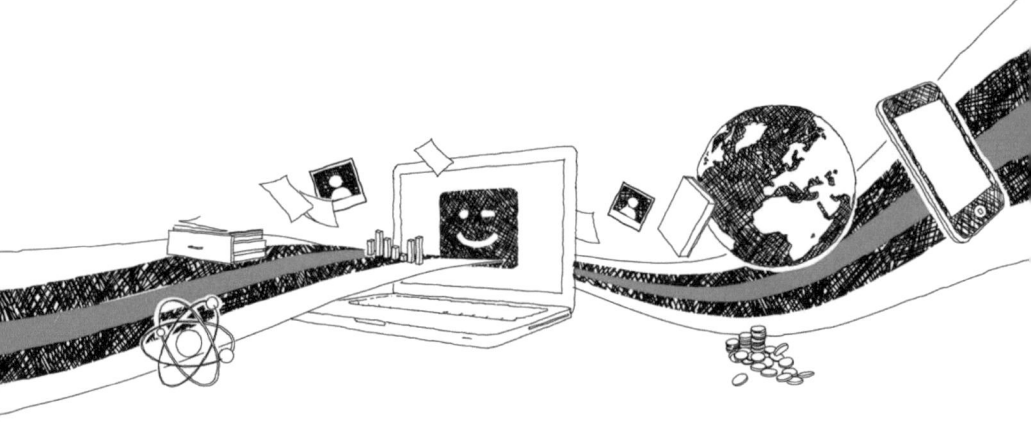

- Wir veröffentlichen Ihre Hausarbeit,
  Bachelor- und Masterarbeit

- Ihr eigenes eBook und Buch -
  weltweit in allen wichtigen Shops

- Verdienen Sie an jedem Verkauf

Jetzt bei www.GRIN.com hochladen
und kostenlos publizieren

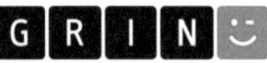